LE CUIVRE

ET LES

CONSERVES DE LÉGUMES

PAR

Le Docteur T. GALLARD

MÉDECIN DE L'HOTEL-DIEU,

MEMBRE DU COMITÉ CONSULTATIF D'HYGIÈNE DE FRANCE, ETC.

PARIS

H. LAUWEREYNS, LIBRAIRE-EDITEUR

2, RUE CASIMIR-DELAVIGNE, 2

1883

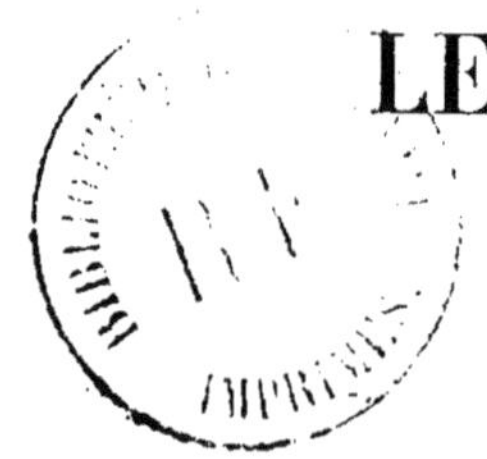

LE CUIVRE

ET LES

CONSERVES DE LÉGUMES

DU MÊME AUTEUR

Clinique médicale de la Pitié. Paris, 1877. 1 vol. in-8, avec figures.

Leçons cliniques sur les maladies des femmes, 2e édition, Paris, 1879, 1 vol. in-8, avec figures.

Notes et Observations de médecine légale et d'hygiène, Paris, 1875.

Notions d'hygiène à l'usage des instituteurs primaires, Paris, 1868.

De l'avortement au point de vue médico-légal, Paris, 1878.

L'ovulation dans ses rapports avec la menstruation et la fécondation. Paris, 1883.

Leçons cliniques sur les troubles de la menstruation et les maladies des ovaires, sous presse pour paraître en 1883.

LE CUIVRE

ET LES

CONSERVES DE LÉGUMES

PAR

LE DOCTEUR T. GALLARD

MÉDECIN DE L'HOTEL-DIEU,

MEMBRE DU COMITÉ CONSULTATIF D'HYGIÈNE DE FRANCE, ETC.

PARIS

H. LAUWEREYNS, LIBRAIRE-EDITEUR

2, RUE CASIMIR-DELAVIGNE, 2

1883

AVANT-PROPOS.

Les discussions relatives à l'introduction du cuivre dans les substances alimentaires ne passionnent plus aujourd'hui comme elles le faisaient jadis, parce qu'on est généralement d'accord pour reconnaître que l'emploi de ce métal ne présente pas les dangers qu'on s'était habitué à lui attribuer.

Tout en étant moindres qu'on ne le supposait autrefois, ces dangers sont-ils absolument nuls ? Telle est la question qui se pose actuellement et dont la solution doit avoir pour conséquence le maintien ou la levée de la prohibition qui pèse sur l'emploi de ce métal. Pour certains esprits, l'hésitation est encore permise, et il suffit, d'une part, que, sans être absolument toxiques, les sels de cuivre puissent, à de certaines doses, apporter un trouble quelconque dans la santé ; d'autre part, que leur usage ne soit pas absolument indispensable à la bonne préparation des denrées alimentaires, dans lesquelles on a pris l'habitude de les introduire, pour que la prohibition doive être maintenue dans toute sa rigueur.

Cette opinion est celle qui a dominé dans les deux commissions dont j'étais l'organe, et que j'ai eu pour mission de développer dans mes rapports. On remarquera, toutefois, en lisant ces deux rapports présentés à un an d'intervalle, qu'un progrès sensible s'est opéré dans le sens de la tolérance, entre celui de 1881 et celui de 1882, puisque la préoccupation qui domine dans ce dernier est de trouver un moyen qui permette l'usage, sans autoriser l'abus.

Mon rôle de Rapporteur m'interdisait de donner de trop grands développements à mes idées personnelles que je n'ai cependant pas voulu abandonner, et ce qu'il est facile de pressentir à la seule lecture de ces deux documents. Mais après avoir été le fidèle interprète des opinions de la majorité de la commission, je conservais la liberté d'exposer et de défendre, dans la discussion qui a eu lieu au sein du Comité consultatif d'hygiène de France, des idées plus conformes, suivant moi, à la vérité, que celles qui ont été adoptées ; c'est ce que je n'ai pas manqué de faire, et, pour qu'il ne reste à cet égard aucun doute dans l'esprit de mes lecteurs, je crois devoir reproduire ici, d'après le procès-verbal officiel, ce que j'ai dit au cours de cette discussion :

« *M. Gallard* ne peut laisser passer, sans protestation, cette proposition que, « dans l'état actuel de « la science, il n'est pas *démontré* que le reverdis- « sage des conserves, par les sels de cuivre, soit ab- « solument inoffensif » ; tandis que, au contraire, il n'y a pas un fait médical établi sur des bases plus solides que cette parfaite innocuité. Parlant en son nom personnel, aussi bien que comme Rapporteur, M. Gallard soutient qu'il n'existe pas dans la science un seul fait authentique et avéré d'accidents, non pas seulement d'empoisonnement, mais même de simple malaise, si léger, si passager soit-il, qui ait été jamais produit par le cuivre ou ses composés, *aux doses auxquelles on les emploie d'habitude pour le reverdissage des conserves de légumes.* Seulement, si par un accident, par une inadvertance, par un vice ou une erreur de fabrication, on dépassait notablement cette quantité, il reconnaît qu'il en pourrait résulter des troubles sérieux, quoique passagers, dans la santé des individus qui feraient usage de légumes ainsi préparés ; c'est la possibilité de semblables accidents, *qui ne se sont du reste jamais produits dans la pratique*, qui a dicté la décision de la commission et qui lui a paru suffisante pour justifier le maintien de la prohibition qui pèse sur l'emploi des sels de cuivre. De plus, M. le Rapporteur ajoute, comme l'a dit très justement, du reste, notre savant Président, dans la précédente discussion, que le cuivre, tout en n'étant pas dangereux, est après tout une **drogue**, et il pense avec lui, malgré le désir qu'il aurait de voir établir une tolérance absolue, que l'on puisse hésiter à proposer au Comité de déclarer qu'une substance médicamenteuse, dont l'action sur l'économie est incontestable, peut être introduite librement dans les aliments.

M. le Rapporteur reconnaît cependant que le public pourrait être suffisamment mis à l'abri des accidents qui pourraient en résulter s'il était possible de signaler à son attention les conserves reverdies au cuivre, en imposant aux fabricants l'obligation d'en faire mention, en caractères apparents, sur leurs étiquettes.

. . . .

« *M. Gallard* répond qu'on pourrait tout concilier en offrant aux fabricants intéressés l'occasion de mettre le public à même de juger en parfaite connaissance de cause les produits qui lui sont offerts ; c'est la solution qu'il a proposée au nom de la deuxième commission dans son rapport, celle qui a été adoptée à deux reprises différentes par le conseil d'hygiène et de salubrité de la Seine, sur la proposition de M. Pasteur, et qui consisterait à imposer à chaque fabricant l'obligation de mettre sur une étiquette, en caractères suffisamment lisibles, l'indication de la substance, ajoutée aux légumes pour en assurer la conservation. »

. . . .

« *M. Gallard*, tout en répétant que le cuivre, em-
« ployé dans la proportion nécessaire au reverdis-
« sage, est absolument inoffensif, désire néanmoins
« qu'on avertisse le public qu'il y a du cuivre dans

« une boîte de conserves, en y apposant l'étiquette « ci-dessus mentionnée. »

On peut voir, d'après ces citations, que si le Rapporteur ne songe en aucune façon à décliner la part de responsabilité qui peut lui incomber dans la décision qui a été prise, il s'est cependant, toujours et très énergiquement, refusé à admettre comme fondées les considérations scientifiques sur lesquelles on a cru devoir s'appuyer pour justifier cette décision.

SUR LE

VERDISSAGE

DES

CONSERVES DE LÉGUMES

PREMIER RAPPORT

Présenté au Comité consultatif d'hygiène de France dans sa Séance du 22 août 1882 (1).

Messieurs,

Le Comité consultatif d'hygiène se trouve saisi de la question, depuis longtemps discutée, du *reverdissage des conserves de légumes à l'aide des sels de cuivre*, par une lettre de M. le Ministre de l'agriculture et du commerce, en date du 2 février 1880, qui lui transmet plusieurs exemplaires imprimés du rapport fait au Conseil d'hygiène et de salubrité de la Seine, sur ce sujet, par MM. Pasteur et Brouardel.

---

(1) Au nom d'une commission composée de MM. Wurtz, Girard, Brouardel, Chatin, Rochard et Gallard *rapporteur*.

M. le Ministre demande au Comité *de lui faire connaitre les observations auxquelles ce document pourrait donner lieu de sa part*, et il joint à son envoi une lettre de M. le Préfet de police dont nous devons retenir le passage suivant: « Je vous serais très obligé, Monsieur le Ministre, de vouloir bien me faire connaitre votre avis et celui du Comité sur les considérations énoncées dans le rapport dont il s'agit. »

Sans vouloir faire l'historique d'une question qui a suivi des phases diverses et suscité des discussions nombreuses, qui toutes sont encore présentes à l'esprit de chacun de vous, messieurs, nous devons cependant rappeler qu'un arrêté ayant interdit d'employer des « vases et des sels de cuivre dans la préparation des conserves de fruits et de légumes destinés à l'alimentation », cet arrêté souleva de nombreuses protestations, qui motivèrent de nouvelles études, à la suite desquelles l'interdiction fut maintenue après nouvel avis conforme du Comité consultatif d'hygiène de France.

La Préfecture de police et le Parquet, chargés de faire appliquer les règlements, opérèrent la saisie d'un certain nombre de boîtes de conserves; et, avant de déférer les fabricants aux tribunaux, demandèrent à des experts compétents de rechercher non seulement si les échantillons saisis contenaient des sels de cuivre, mais en quelle quantité et si cette quantité était suffisante pour déterminer ces accidents toxiques

En ce qui concerne la présence du cuivre, la réponse fut le plus souvent affirmative ; mais en même temps il fut établi qu'il se trouvait, dans la plupart des échantillons saisis, en quantité tellement minime qu'il ne pouvait, en aucune façon, déterminer le moindre trouble dans la santé des personnes faisant un usage, même habituel et longtemps prolongé, d'aliments ainsi préparés.

On comprend facilement l'hésitation du chef du Parquet à traduire devant les tribunaux des fabricants dont les produits ne peuvent exercer aucune action nocive sur la santé des consommateurs, et à requérir l'application d'une peine quelconque contre ces fabricants, si surtout il était démontré qu'ils n'ont pas à leur disposition d'autre procédé de fabrication que celui auquel ils ont recours. S'il en était ainsi, la contravention à laquelle ils s'exposent serait fatalement inévitable, et, au lieu de chercher à la réprimer, il serait d'une bonne administration de lever une interdiction qui ne serait justifiée par aucune considération de sécurité publique.

C'est à ce dernier point de vue que la Commission à laquelle a été confié le soin d'étudier cette question a cru devoir se placer. C'est pourquoi elle a considéré comme essentiel d'examiner successivement chacun des points suivants :

1° Est-il possible de préparer des conserves de légumes, jouissant de toutes les qualités requises pour une bonne fabrication, sans avoir recours à l'emploi des sels de cuivre ?

2° En quelle proportion et sous quelle forme ces sels se trouvent-ils dans les conserves pour lesquelles on en fait usage ?

3° A ces doses et sous cette forme ces sels peuvent-ils être nuisibles à la santé des consommateurs ?

Pour traiter ces différentes questions avec une autorité suffisante, la Commission, obéissant en cela, du reste, aux incitations du Comité, a dû se livrer elle-même à de nouvelles expériences, au lieu de se borner à donner son avis sur le simple examen des pieces et des documents déjà acquis, et c'est ce qui a retardé si longtemps le dépôt de son rapport.

I

Est-il possible de préparer des conserves de légumes, jouissant de toutes les qualités requises pour une bonne fabrication, sans avoir recours à l'emploi des sels de cuivre?

Les légumes verts, conservés par le procédé Appert, ont l'inconvénient de se décolorer et de prendre une teinte jaunâtre si désagréable à l'œil qu'ils n'ont pu, malgré leurs excellentes qualités comestibles, entrer dans la consommation qu'à la condition d'être reverdis. Cette nécessité du reverdissage s'impose tellement aux fabricants que, si elle ne pouvait pas être réalisée, l'industrie serait très sérieusement compromise. De nombreuses lettres de commandes ont été mises sous nos yeux par divers fabricants, et le plus grand nombre, la presque totalité, portent cette mention : « Envoyez des légumes verts ».

L'obligation d'employer le cuivre pour le reverdissage n'a même, malgré les dangers qu'on a cru devoir lui attribuer, jamais empêché de l'exiger pour la vente.

Mais, l'addition de ce métal, qu'il soit nuisible ou non, est-elle indispensable pour conserver ou rendre aux légumes la coloration verte exigée des consommateurs ? C'est ce que votre commission a dû rechercher. Elle a appris qu'il existe à Paris deux usines dans lesquelles on parvient, à l'aide de procédés différents, à préparer des légumes conservés, avec une belle coloration verte, sans qu'il soit fait usage du cuivre, et elle a voulu assister elle-même à tous les détails de la fabrication dans chacune de ces deux usines.

Dans l'un de ces établissements industriels, qui a acquis déjà une très grande importance et qui fait pour plus d'un million d'affaires par an, le *reverdissage* s'opère au moyen de la chlorophylle. La matière colorante est extraite des épinards. Pour la préparer on fait bouillir les épinards dans une solution de soude marquant 10 degrés à l'aréomètre de Baumé ; puis on laisse macérer pendant vingt-quatre heures, après quoi on soumet à l'action de la presse. Le liquide, d'un vert intense, ainsi obtenu est maintenu, par la présence d'un excès de soude, à l'état alcalin jusqu'au moment où l'on doit s'en servir. Quand on veut en faire usage, on neutralise cet excès de soude par l'addition d'une quantité d'acide chlorhydrique suffisante pour qu'il n'y ait plus que du chlorure de sodium dans la liqueur, à laquelle on ajoute un peu de chlorure d'aluminium. Le liquide ne doit plus alors être alcalin ; il faut qu'il soit ou parfaitement neutre ou très légèrement acide.

La matière colorante ainsi préparée est ajoutée à l'eau bouillante, dans laquelle on a plongé les légumes pour leur faire subir la première phase de la préparation du procédé Appert, celle qu'il appelait le *blanchissage*. C'est en même temps que ce blanchissage que s'opère le reverdissage ; la durée totale de l'ébullition est de dix minutes environ. Les légumes sortis de ce bain sont ensuite plongés dans l'eau froide. Ils ont alors une couleur verte que l'on peut rendre plus ou moins vive suivant la quantité de matière colorante employée, et il est à remarquer que cette matière colorante s'est fixée non pas dans le centre, dans le parenchyme même du légume, mais bien dans la pellicule extérieure qui naturellement est plus pâle. Ceci est surtout facile à constater sur les petits pois, à propos desquels il est vrai de dire que l'opération consiste bien en un véritable reverdissage artificiel. La chlorophylle pénètre plus profondément dans la substance des fruits ou légumes ne contenant pas de fécule, tels que les haricots verts et les cornichons.

Les légumes, ainsi préparés et égouttés, sont mis dans des boîtes avec une petite quantité de jus, ou, pour mieux dire, de bouillon de laitue, légèrement salé et sucré, qui est destiné à combler les vides existant entre les légumes et les parois de la boîte, laquelle est immédiatement soudée (toutes les soudures sont extérieures) et portée dans un autoclave, où elle est soumise à une température de 115 à 120 degrés, pour subir la seconde préparation du procédé Appert, l'*ébullition*. Les légumes ainsi préparés ont un goût excellent ; ils se conservent parfaitement bien. Nous avons vu des échantillons datant de deux ou trois années qui ne laissaient rien à désirer, et si l'on n'a pas pu nous en montrer de plus anciens c'est que la mise en exploitation de ce procédé ne remonte pas plus loin. L'analyse chimique n'y a révélé la présence d'aucune trace de cuivre.

Si, dans le début, certaines boîtes ont éclaté, par suite de la fermentation des légumes qu'elles renfermaient, on peut, d'après ce qui vient d'être dit, admettre qu'il s'agissait là bien plutôt d'un accident que d'un vice de préparation. Pareille chose peut arriver dans toutes les usines, et on comprendrait difficilement, du reste, comment l'addition d'une petite quantité de jus d'épinards salés, qui constitue la matière colorante employée, pourrait diminuer la valeur du procédé de conservation d'Appert, si rigoureusement employé dans tous ses détails.

Dans l'autre usine il n'est fait usage d'aucune matière de coloration nouvelle. Les légumes conservent leur coloration naturelle par la fixation de leur propre chlorophylle, que facilite l'addition successive de deux liquides alcalins, contenant l'un du sucrate de chaux, avec un peu de sel marin, l'autre de la soude et une petite quantité de sulfite de soude parfaitement neutre.

Voici comment on opère:

Les légumes sont cuits à l'eau bouillante; pour opérer le premier temps du procédé Appert, le blanchissage; on emploie environ 80 litres d'eau pour 40 litres de légumes. Après dix minutes environ d'ébullition, les légumes sont égouttés, puis lavés à l'eau froide, égouttés de nouveau et mis en boîtes. C'est alors seulement qu'on y ajoute les deux liquides conservateurs qui ont été préalablement mélangés dans des proportions déterminées, puis on soude et les boîtes sont ensuite portées dans un autoclave pour être soumises à une température de 110 à 115 degrés, comme dans tous les autres procédés.

Les légumes, préparés d'après ce procédé, ont une belle couleur verte qui se retrouve dans toute leur épaisseur, tandis que dans les légumes préparés avec la chlorophylle aussi bien qu'avec le cuivre, elle n'existe, comme il a été déjà dit, que dans l'enveloppe extérieure. Il y a donc simple conservation de la couleur naturelle et non pas reverdissage artificiel, comme dans les autres procédés.

Nous avons vu des échantillons de légumes préparés depuis 1878; on nous en a même remis qui ont figuré à l'Exposition universelle de 1878 et qui ont conservé leur couleur. Il n'y a pas eu moyen d'en avoir de plus anciens, l'exploitation du procédé ne remontant pas à une époque plus éloignée ; et cependant pendant ces deux années la fabrication a pris un assez grand développement pour qu'il ait pu être livré 150,000 boîtes au commerce. Les légumes ainsi conservés sont excellents. Les analyses faites par M. Chatin démontrent qu'ils ne renferment pas de trace de cuivre.

II

En quelle proportion et sous quelle forme le cuivre se trouve-t-il dans les conserves pour la préparation desquelles on en a fait usage ?

Comparativement avec les procédés nouveaux, dont il vient d'être question, le rapporteur a tenu à assister à la fabrication des légumes préparés d'après les procédés anciens, avec le sulfate de cuivre, et, pour cela, il s'est adressé à un des fabricants les plus honorablement connus de Paris. Dans la préparation qui a eu lieu sous ses yeux on a employé :

Pour 45 litres de petits pois, 120 litres environ d'eau bouillante, et on a ajouté 45 grammes de sulfate de cuivre avec, un peu de sel et quelques autres condiments.

L'analyse d'échantillons, prélevés séance tenante sur les légumes préparés devant lui, et de l'eau dans laquelle ils avaient bouilli, a été faite au laboratoire de l'Ecole supérieure de pharmacie, sous la direction de M. Chatin, et elle a démontré que les petits pois renfermaient 27 centigrammes de cuivre par kilogramme de conserve, tandis qu'il n'en restait que 8 milligrammes environ (0 gr. 00784) par litre dans l'eau d'ébullition. D'où il résulte que des 45 grammes de sulfate de cuivre employés, 41 gr. 550

auraient été absorbés par les pois et 3 gr. 450 seulement seraient restés dans le liquide ayant servi à l'ébullition.

Cette proportion de 27 centigrammes, ou 270 milligrammes, de cuivre par kilogramme de légumes conservés a paru tellement extraordinaire qu'on s'est demandé si ce chiffre, qui nous a été donné, n'était pas le résultat d'une erreur ; mais les calculs ont été faits de différentes façons et ils ont toujours fourni les mêmes résultats, en permettant de reconstituer, à quelques milligrammes près, la quantité de cuivre métallique contenue dans les 45 grammes de sulfate de cuivre du commerce dont il avait été fait usage (1).

---

(1) 45 litres de petits pois ont été colorés en vert à l'aide de 45 gr. de sulfate de cuivre du commerce, $CuOSO^3 + 5HO$, dissous dans 120 litres d'eau. Le dosage du cuivre dans les pois et dans le liquide a donné les résultats suivants :

Cuivre métallique	dans les pois..............	11 gr. 299	
	dans le liquide.............	0 940	
	contenu d[s] les 45 gr. de sulf.		12.237
	Totaux.....	13 gr. 239	12 236

Ce qui correspond à :

Sulfate de cuivre	dans les pois...............	41 gr. 550	
	dans le liquide............	3 457	
	employé....................		45.000
	Totaux.....	45 gr. 007	45.000

D'après les dosages de **M.** Chatin, un kilogramme de pois contient 0 gr. 27 de cuivre métallique. Si nous prenons 930 grammes pour poids moyen du litre de petits pois, nous en aurons 45 × 930 = 41 kil. 850; en multipliant ce nombre par 0.27 nous avons le poids du cuivre contenu dans les 45 litres de petits pois, ce poids égale 11 gr. 299, ce qui correspond à 41 gr. 550 de sulfate de cuivre du commerce. D'après ces mêmes dosages, le liquide de reverdissage contient 0 gr. 0..84 de cuivre métallique par litre, ce qui, pour 120 litres employés nous donne 120 × 0 gr. 0784 = 0 gr. 9408 de cuivre métallique, représentant 3 gr. 457 de sulfate cristallisé. Les dosagés ont été faits en précipitant

Cette énorme proportion de cuivre n'a pas été trouvée aussi forte sur d'autres échantillons provenant de la même maison. La proportion de cuivre y était descendue à 17 ou 18 centigrammes en moyenne (175 milligrammes). Des analyses nouvelles, faites sur des échantillons pris chez divers fabricants qui reconnaissent se servir habituellement du cuivre, ont donné approximativement la même moyenne: 180 milligrammes dans un cas, 195 dans un autre.

Des analyses faites dans le laboratoire de M. Wurtz, sur des échantillons de mêmes provenances, ont donné des résultats sensiblement différents. On n'y aurait pas trouvé plus de 54 à 60 milligrammes de cuivre par kilogramme de conserves. Mais nous devons faire observer que dans le laboratoire de M. Wurtz on a opéré sur la totalité du contenu de chaque boîte, eau et légumes, tandis que dans celui de M. Chatin les légumes seuls ont été soumis à l'analyse, après avoir été égouttés. Or, des expériences réitérées ont démontré, d'une part, que le liquide ajouté aux légumes au moment de la mise en boite ne contient aucune parcelle de cuivre, et, d'autre part, que ce liquide représente un peu plus du tiers du poids des légumes. Il en résulte que la totalité du cuivre étant renfermée dans ces mêmes légumes, ce métal s'y trouverait dans la proportion de 78 à 80 milligrammes au moins par kilogramme au lieu de celle de 54 à 60 milligrammes qui vient d'être indiquée.

Ces chiffres sont encore loin de ceux qui nous ont été donnés par M. Chatin. Mais quelle que soit la cause qui ait déterminé ces différences, les résultats si variables qui viennent d'être signalés, ont, en raison même de leur désaccord, tout particulièrement attiré l'attention de la Commission. Elle a surtout été frappée de ce que si, comme on l'a prétendu, il suffit d'une

---

le cuivre à l'état de sulfure brillant pour le faire passer à l'état de sous-sulfure qu'on recueille et qu'on pèse; on déduit de ce poids, par le calcul, le poids du cuivre métallique et celui du sulfate de cuivre.

moyenne de 15 à 20 milligrammes de cuivre par kilogramme de légumes pour donner aux conserves une couleur verte satisfaisante, cette moyenne est souvent dépassée ; et, si dans les recherches de M. Galippe, elle n'a été que de 16 milligrammes, cette proportion n'a rien de fixe et d'absolu, car on peut trouver dans le commerce des boîtes qui renferment une quantité de cuivre plus que décuple. C'est un fait formellement en contradiction avec cette assertion que nous avons entendu émettre, qu'il ne serait pas possible d'incorporer dans les légumes une proportion de cuivre de beaucoup supérieure à celle qui est strictement nécessaire pour opérer leur reverdissage dans des conditions suffisantes, et que, si cette proportion était tant soit peu dépassée, la présence du cuivre se révélerait aussitôt par un goût insupportable. Nous avons mangé des légumes contenant de 195 à 280 milligrammes de cuivre, et nous ne leur avons pas trouvé ce goût qui, avec une proportion aussi forte, aurait pu nous permettre de reconnaître la présence du métal.

Il reste donc avéré que les légumes peuvent contenir une proportion de cuivre de beaucoup supérieure à la moyenne jugée indispensable pour opérer leur reverdissage, et qu'en fait cette moyenne est le plus habituellement dépassée.

Il eût été peut-être intéressant de rechercher jusqu'à quel degré de saturation il serait possible d'arriver, et de déterminer comment peut varier la proportion de cuivre absorbée par chaque espèce de légumes, suivant leur grosseur ou leur degré de maturité. Mais ce sont des expériences que la Commission n'a pas jugé utile d'entreprendre, les faits qui viennent d'être signalés lui ayant paru suffisants pour justifier ses décisions.

Quant à la nature du composé cuprique, contenu dans les conserves, elle n'a également qu'une importance secondaire, attendu que les sels insolubles, comme les albuminates, peuvent parfaitement être soumis dans les voies digestives à des réactions qui les transforment en sels solubles et favorisent leur absorption.

III

Les sels de cuivre contenus dans les conserves de légumes peuvent-ils être nuisibles pour la santé des consommateurs ?

Nous venons d'établir en quelle proportion, souvent considérable, et dépassant de beaucoup la moyenne annoncée comme constituant la règle la plus générale, le cuivre se rencontre dans les conserves de légumes livrées au commerce. C'est là un fait qui a surtout frappé l'attention de la Commission. Elle s'est demandé si, cette proportion dépassant les limites que nous venons de lui voir atteindre, les légumes, reverdis par les sels de cuivre, ne finiraient pas par acquérir des propriétés véritablement toxiques, qui les rendraient dangereux pour la santé des consommateurs.

Il a bien été objecté, dans les discussions qui ont eu lieu à ce sujet, que cette crainte peut et doit même être considérée comme chimérique, car aucun fait ne la justifie. Depuis que l'on fait usage de conserves reverdies au cuivre il n'a pas été possible de recueillir un seul exemple d'accident véritable qui puisse être attribué à cet usage. Et d'un autre côté les expériences si décisives de M. Galippe doivent être considérées comme absolument démonstratives de la parfaite innocuité du cuivre ingéré en petite quantité avec les aliments. On sait, du reste, et ce fait n'est plus contesté par personne, que le cuivre n'est pas un de ces agents toxiques qui s'emmagasinent dans l'économie et dont les effets s'accumulent pour se révéler, comme ceux du plomb, après un usage longtemps prolongé. La science a depuis longtemps fait justice des erreurs propagées à ce sujet, et tout le monde est d'accord aujourd'hui pour reconnaître qu'il ne peut pas y avoir d'empoisonnement chronique, d'intoxication lente, par le cuivre ou par ses composés.

Les seuls dangers véritables auxquels cet agent puisse sérieusement donner lieu sont des accidents aigus, consistant en vomissements et en coliques passagères, accompagnés de diarrhée, et encore ces accidents ne se produisent-ils que si le cuivre est administré avec excès, c'est-à-dire à des doses de beaucoup supérieures à celles auxquelles il se peut rencontrer dans les conserves de légumes, même les plus mal préparées. Bien plus, des doutes sérieux se sont élevés relativement à la question de savoir si, même à ces doses excessives, les composés cupriques sont capables de causer la mort.

Ces considérations n'ont pas paru suffisantes à la majorité de la commission pour lui faire admettre la parfaite innocuité du cuivre employé au reverdissage des conserves de légumes. Elle n'a pas cru pouvoir admettre sans réserve l'impossibilité absolue d'une intoxication lente par l'usage prolongé du cuivre ; et les troubles morbides que tout le monde le reconnaît apte à déterminer, lorsqu'il est absorbé en certaine quantité, lui ont paru devoir constituer un danger assez sérieux pour éveiller la sollicitude de l'administration. C'est pourquoi elle a pensé que du moment où il suffit qu'une erreur ou un accident de fabrication puisse permettre d'introduire dans certaines boîtes une quantité de cuivre suffisante pour altérer, même passagèrement, la santé des consommateurs, il est indispensable de maintenir la proscription qui pèse sur ce métal et sur ses composés.

IV.

Mesures à prendre.

Quoiqu'il y ait loin des malaises passagers dont il vient d'être parlé aux accidents redoutables que l'on s'était habitué à regarder comme devant inévitablement résulter de l'ingestion de la plus minime quantité de cuivre, et quoique ces troubles de la santé ne se soient jamais produits à la suite de l'usage même prolongé de conserves préparées avec soin; il suffit que ces accidents soient possibles, que, par suite d'une erreur ou d'un accident de préparation, il puisse se trouver, dans une boîte de légumes, une quantité de cuivre suffisante pour altérer, si peu que ce soit, la santé du consommateur, pour que l'emploi de ce métal ne doive être ni encouragé ni permis. Et à ce point de vue la Commission se trouve d'autant plus autorisée à maintenir la prohibition qui pèse sur les sels de cuivre que leur emploi n'est pas indispensable, et que d'autres moyens efficaces sont mis à la disposition de l'industrie pour lui permettre de rendre ou de conserver aux légumes la coloration verte exigée par les consommateurs.

Sur le rapport de MM. Bouchardat et Gautier, le Congrès international d'hygiène de 1878, se basant sur ce que « les travaux récents semblent démontrer que de faibles doses de cuivre sont à peu près inoffensives, mais que l'innocuité absolue de leur usage prolongé n'est pas suffisamment démontrée », avait admis que, tout en n'acceptant pas en principe la pratique du reverdissage des légumes par les sels de cuivre, il y avait lieu de la tolérer *momentanément* jusqu'à une limite qu'elle ne devrait pas dépasser; et il avait fixé cette limite à 18 milligrammes de cuivre par kilogramme de légumes, en ayant soin d'ajouter : « Il y a lieu de ne considérer la tolérance limitée de la pratique du reverdissage par les sels de cuivre que comme momentanée et de rechercher les méthodes qui permettent d'être bientôt utilement substituées à celles que l'on suit trop généralement aujourd'hui. »

Cette formule de simple tolérance ne faisait en quelque sorte que confirmer la nécessité de la prohibition entière, absolue du reverdissage par le cuivre, le jour où l'on aurait trouvé un moyen pratique d'obtenir la coloration verte des légumes conservés, sans se servir de ce métal, réputé dangereux.

C'est parce qu'elle a constaté que ce moyen est aujourd'hui découvert, que, grâce à deux procédés différents, mais qui donnent des résultats également avantageux, on peut arriver à obtenir des conserves de légumes excellentes et ayant une belle couleur verte, que la Commission considère comme parfaitement inutile de lever la prohibition qui pèse sur l'emploi du cuivre, et se refuse à admettre même la tolérance de 18 milligrammes par kilogramme, acceptée comme mesure de transition par le Congrès de 1878.

Les fabricants qui font usage du cuivre et qui repoussent l'emploi des procédés nouveaux, prétextent que ces procédés ne sont pas assez sûrs, qu'ils n'ont pas encore fait suffisamment leurs preuves, que bons pour des expériences de laboratoire, ils ne peuvent recevoir une application industrielle suffisante, qu'ils ne donnent que des résultats passagers. A ces objections il est permis de répondre que les échantillons prélevés par nous, au milieu des magasins et des dépôts, dans des caisses que nous avons fait ouvrir sous nos yeux, ont toujours été trouvés parfaits; que nous en avons gardé entre nos mains pendant un an, en les laissant exposés à la chaleur et à l'humidité, sans qu'ils fussent avariés. Que si, à de certains moments il y a eu des accidents de fabrication, c'est une chose assez fréquente dans la préparation des conserves de toute nature, pour qu'il n'y ait pas lieu de s'en alarmer outre mesure.

Il y a du reste deux procédés en présence, on a donc le choix, et rien ne prouve qu'il ne soit pas possible d'en découvrir d'autres, maintenant que certains expérimentateurs sont si heureusement entrés dans cette voie.

Deux faits peuvent montrer ce que ces objections et d'autres semblables ont d'exagéré. Ainsi, pour démontrer l'infériorité des produits d'une des usines où l'on n'emploie plus le cuivre, on nous a signalé une livraison de conserves de champignons qui s'étaient promptement avariés ; mais le fabricant nous a dit qu'ils avaient été soumis à un procédé de préparation tout différent de celui dont il se sert pour la conservation des légumes verts. Une au fois on nous a présenté une boîte de légumes verts ayant un trè mauvais goût que l'on attribuait au mode de préparation, mais le fabricant nous a fait remarquer que s'ils avaient bien été préparés par lui, c'était au moment où il ne se servait pas encore de son procédé de reverdissage, et alors qu'à l'exemple de tous ses confrères il faisait encore usage du cuivre (cette boîte a été mise sous les yeux du comité).

Pour permettre de juger en parfaite connaissance de cause cette question de l'efficacité comparative des procédés de conservation, il serait à désirer que chaque boîte de conserve portât le millésime de l'année de sa préparation. Ce serait là une mesure tout particulièrement efficace que nous croyons devoir recommander en passant.

Les membres de la minorité de la Commission, qui ne partagent pas les craintes que peut inspirer l'usage du cuivre, et qui seraient disposés à le tolérer avec ou sans réserve, se sont ralliés à une proposition qui avait été faite au Conseil d'hygiène et de salubrité de la Seine et dont nous trouvons la formule dans le rapport de MM. Brouardel et Pasteur. Elle consistait à exiger de chaque fabricant l'indication, sur ses étiquettes, du procédé de conservation employé. Ce serait un moyen honnête d'éclairer le public sur la nature de la marchandise mise à sa disposition, tout en laissant chacun libre de se diriger suivant son goût et ses préférences particulières.

On a objecté que cette obligation, en ce qui concerne le cuivre, équivaudrait à une véritable prohibition et que dès lors il vaut mieux la prononcer franchement que d'arriver à l'obtenir indirectement et par un moyen détourné.

Puis il a été émis des doutes sur la légitimité de la mesure et sur la possibilité d'en obtenir l'exécution ; aussi la proposition n'a pas été adoptée.

En résumé la Commission, tout en reconnaissant que le cuivre n'est pas aussi dangereux qu'on l'a prétendu, ne peut s'empêcher de tenir compte des accidents qu'il peut produire, et puis qu'il lui est démontré que son emploi n'est pas indispensable, elle ne voit qu'un moyen de s'opposer à ces accidents, c'est de n'autoriser cet emploi à aucun titre et à aucune dose ; aussi, comme conclusion, elle a l'honneur de vous proposer, Messieurs, de répondre à M. le Ministre de l'agriculture et du commerce :

« Après avoir pris connaissance des documents qui lui ont été communiqués et avoir reconnu qu'il est possible d'obtenir des conserves de légumes avec une belle couleur verte sans se servir de sels de cuivre, le Comité est d'avis qu'il n'y a pas lieu d'autoriser l'emploi de ces sels pour la préparation des conserves de fruits et de légumes destinés à l'alimentation. »

(Cette conclusion a été adoptée par le Comité dans sa séance du 21 avril 1881.)

DEUXIÈME RAPPORT

Présenté au Comité consultatif d'hygiène de France dans sa Séance du 22 août 1882 (1).

Messieurs,

La question du reverdissage des conserves de légumes par le cuivre est encore une fois portée devant le Comité. Nous n'osons espérer que ce sera la dernière, car, si sage, si bien justifiée que soit la décision que prendra le Gouvernement à la suite de vos délibérations, cette décision ne manquera pas de froisser un certain nombre d'intérêts particuliers qui se coaliseront, comme ils le font toujours, pour protester, en criant à la persécution, et demander la revision de votre jugement.

C'est ce qui arrive dans le cas actuel.

A la suite d'une étude très consciencieuse et d'une discussion très approfondie de la question, le Comité a adopté, au mois d'avril 1881, la conclusion suivante, qui a été transmise à M. le Ministre du commerce :

---

(1) Au nom de la deuxième commission (*Hygiène alimentaire*) composée de MM. Wurtz, Girard, Ambaud, Bouley, Brouardel, Dubrisay, Pasteur et Gallard *rapporteur*.

« Après avoir pris connaissance des documents qui lui ont été communiqués et avoir reconnu qu'*il était possible d'obtenir des conserves de légumes avec une belle couleur verte, sans se servir de sels de cuivre*, le Comité est d'avis qu'il n'y a pas lieu d'autoriser l'emploi de ces sels, pour la préparation de fruits et de légumes destinés à l'alimentation. »

Sur le vu du rapport qui motivait cette conclusion, M. le Ministre a, par une circulaire du 20 mai 1881, invité les préfets à rappeler aux intéressés les termes d'un arrêté du mois de décembre 1860, qui a interdit aux commerçants et fabricants d'employer des vases et des sels de cuivre dans la préparation des conserves de fruits et de légumes, destinés à l'alimentation.

Puis, par décision du 28 juin 1882, il a, comme conséquence logique, ajouté à l'article premier de cet arrêté, un paragraphe additionnel, ainsi conçu : « Il est interdit également à tout débitant ou marchand quelconque, de vendre et de mettre en vente les conserves ainsi préparées. »

Ce n'était pas, comme on le voit, une prohibition nouvelle qui était prononcée ; c'était tout simplement la consécration d'un état déjà ancien, qui se justifiait surtout par cette considération qu'*il est possible d'obtenir des conserves de légumes avec une belle couleur verte, sans se servir de sels de cuivre.*

I.

Cette considération n'a pas touché les fabricants qui ont pris l'habitude de faire usage des sels de cuivre, et qui ne veulent pas y renoncer, parce que ce procédé est plus commode à employer, et peut-être aussi un peu plus économique. Et, tandis que deux de leurs confrères, désireux de satisfaire aux prescriptions du Gouvernement, ne reculaient pas devant les sacrifices que devait leur imposer la recherche des procédés qui leur ont permis de donner à leurs produits, sans le secours de sels de cuivre, cette couleur verte si recherchée des consommateurs, quoiqu'elle n'ajoute rien aux qualités comestibles des légumes, eux, s'enfermant dans la routine, ont préféré braver la loi, en prétendant que son exécution deviendrait une cause de ruine pour l'industrie nationale.

Cette assertion, qui est de nature à frapper l'esprit des hommes d'État, chargés de sauvegarder les intérêts du commerce et de l'industrie de la France, constitue une erreur flagrante que nous ne devons pas laisser s'accréditer plus longtemps.

Nous avons indiqué, dans notre rapport du mois d'avril 1881, les procédés mis en usage par les fabricants qui, sans employer la moindre parcelle de cuivre, obtiennent des légumes qui ont une belle couleur verte, et qui nous ont paru se conserver aussi bien que ceux pour la préparation desquels on a fait usage du sulfate de cuivre (1).

---

(1) Voici, à ce sujet, les termes mêmes du rapport de 1881, présenté par une commission composée de MM. Wurtz, Girard, Brouardel, Chatin, Rochard, Gallard, rapporteur, et adopté en séance du Comité ;

PREMIER PROCÉDÉ. — Les légumes ainsi traités se conservent parfaitement bien. Nous avons vu des échantillons datant de deux ou trois années, qui ne laissent rien à désirer.

DEUXIÈME PROCÉDÉ. — Nous avons vu des échantillons de légumes préparés depuis 1878, on nous en a même remis qui ont figuré à l'Exposition universelle et qui ont conservé leur couleur. Les légumes ainsi préparés sont excellents.

C'est parce qu'elle a constaté que, grâce à deux procédés différents, mais qui donnent des résultats également avantageux, on peut arriver à obtenir des conserves de légumes « excellentes », et ayant une belle couleur verte, que la Commission considère comme inutile de lever la prohibition pesant sur le cuivre. (*Voir* p. 15, 16 et 24.)

Ces deux fabricants, dont le Gouvernement, d'après l'avis du Comité, a cru devoir encourager les efforts, sont tout aussi dignes d'intérêt que ceux qui refusent de se soumettre aux prescriptions de la loi, et la généralisation de leurs procédés peut être au moins aussi utile, sinon plus, à la prospérité de l'industrie nationale, que le serait la levée de la prohibition qui pèse sur le cuivre (2).

A ce point de vue donc, la question reste entière, et ni le commerce, ni l'industrie ne sont, d'une façon générale, intéressés à ce que cette prohibition soit levée ou maintenue.

II.

Reste à savoir si la question est aussi indifférente au point de vue de l'hygiène et de la santé publique qu'elle l'est au point de vue industriel et commercial?

Le temps n'est plus, il faut bien le reconnaître, où le cuivre, considéré comme le poison le plus actif et le plus répandu, était accusé de tous les méfaits résultant aussi bien du crime que de la plus vulgaire imprudence; où l'on ne pouvait avoir une colique ou une simple indigestion sans en trouver la cause dans une casserole mal étamée; où les pathologistes décrivaient la colique de cuivre, à côté de la colique de plomb, et trouvaient de nom-

(1) Les conserves de fabrication parisienne ont été suspectées à Londres, et les détenteurs de celles qui contiennent du cuivre ont été poursuivis devant les tribunaux de police. L'état de suspicion dans lequel se trouvent placés les produits dont il s'agit pourrait, s'il se perpétuait nuire à notre commerce extérieur bien plus qu'une prohibition qu'on saurait reposer sur un intérêt de premier ordre, celui de la santé publique (*Lettre du Ministre de l'agriculture et du commerce au Préfet de police*, en date du 23 août 1877.)

breuses analogies entre l'intoxication par ces deux métaux, considérés alors comme également nuisibles.

Nous savons aujourd'hui, d'une façon pertinente, que l'empoisonnement par les sels de cuivre est tellement difficile à réaliser, qu'on est allé jusqu'à le considérer comme impossible à obtenir. En tout cas, il faut, pour causer la mort ou même pour déterminer dans la santé des troubles graves et persistants, que le composé cuprique soit administré à des doses relativement considérables.

On sait aussi, et cela est établi par des faits tellement nombreux et probants que la discussion n'est même plus possible, on sait, disons-nous, que les préparations de cuivre, ingérées à doses minimes, ne causent aucun dommage sur la santé, si persistante et prolongée que soit leur absorption. Les exemples d'ouvriers, travaillant pendant de longues années dans les fabriques où l'on manie le cuivre, et qui, vivant constamment au milieu de poussières suspectes, en sont imprégnés de la tête aux pieds; ceux d'individus faisant un usage presque quotidien de conserves reverdies au cuivre, ne laissent aucun doute à cet égard.

Mais, à côté de cette innocuité indéniable, on sait également que les sels de cuivre, administrés à de certaines doses, ont une action prompte, énergique sur la santé, et que cette action peut devenir fâcheuse si elle s'exerce d'une façon intempestive, sans être sollicitée par une intervention médicale, dans un but thérapeutique. Cette action, qui se porte exclusivement sur les voies digestives et se traduit par des vomissements et de la diarrhée, est toujours passagère; elle ne peut devenir compromettante pour la vie qu'à la condition d'être produite par une dose du composé cuprique qui serait ou très élevée ou renouvelée souvent à des intervalles trop rapprochés.

Or, il n'est absolument pas possible que cette action nuisible soit sollicitée par la petite quantité de cuivre contenue dans les légumes reverdis avec ce métal, s'ils n'en renferment que la dose strictement nécessaire pour opérer ce reverdissage dans des conditions satisfaisantes, dose qui peut être généralement évaluée de 16 à 20 milligrammes de cuivre par kilogramme de conserve.

III

Mais cette proportion qui nous est donnée par les partisans les plus avérés de l'innocuité absolue du cuivre en même temps que par les fabricants intéressés à ce que son emploi soit autorisé sans réserve, est souvent dépassée dans la pratique.

Nous avons pu nous en assurer en recueillant les résultats d'analyses opérées dans divers laboratoires.

Si, dans ses analyses, M. Galippe a constaté que la quantité de cuivre contenue dans un kilogramme de conserves de légumes reverdis par ce métal oscillait entre 14 et 18 milligrammes, soit, en moyenne, 16 milligrammes ;

MM. Riche et Magnier de la Source ont trouvé que, descendant à 16 milligrammes ou au-dessous pour les petits pois, elle s'élevait à 18 pour les cornichons; à 35, 40 et 45 pour les haricots verts ;

M. Pasteur, ayant constaté que, dans les échantillons les plus chargés de cuivre soumis à son examen, la quantité de ce métal pouvait approcher d'un dix-millième du poids total de la conserve égouttée, soit environ un décigramme, la proportion peut donc, d'après lui, atteindre de 80 à 100 milligrammes de cuivre par kilogramme de conserve.

J'ai recueilli moi-même un échantillon de légumes préparés de la façon suivante :

45 litres de petits pois ont été plongés dans environ 120 litres d'eau bouillante additionnée de 45 grammes de sulfate de cuivre, et j'ai remis cet échantillon à notre collègue M. Chatin, qui,

après analyse faite au laboratoire de l'Ecole de pharmacie avec le concours de M. Personne, m'a déclaré que la conserve ainsi préparée, contenait l'énorme proportion de 27 centigrammes ou 270 milligrammes de cuivre par kilogramme de pois égouttés, et il a persisté dans cette déclaration malgré les doutes qu'elle a soulevés dans l'esprit de certains de nos collègues. Je dois ajouter que tous les calculs faits sur les données fournies par l'analyse de MM. Chatin et Personne ont permis de retrouver exactement la totalité du sulfate de cuivre, employé dans la préparation (1).

Il est vrai que sur d'autres échantillons, prélevés dans la même maison, la proportion de cuivre n'a pas été retrouvée aussi forte, elle est descendue jusqu'à 18 et même 17 centigrammes, soit 180 ou 170 milligrammes, proportion dix fois plus forte encore que celle annoncée par M. Galippe et par les fabricants de conserves dans leur réclamation à M. le Ministre.

Sur des échantillons de même provenance, les analyses faites dans le laboratoire de M. Wurtz ont donné une proportion moindre, qui a été cependant encore de 78 à 80 milligrammes par kilogramme de légumes égouttés.

En général, et sur des échantillons pris au hasard chez plusieurs détaillants et portant les marques de diverses fabriques dans lesquelles on a ostensiblement recours au cuivre, la proportion de ce métal a été trouvée de 175 à 195 milligrammes.

Dans les analyses pratiquées au laboratoire municipal de la ville de Paris et dont les résultats nous ont été communiqués, avec l'autorisation de M. le Préfet de police, la proportion du cuivre a varié depuis des quantités non dosées ou de simples traces jusqu'à 184 milligrammes par kilogramme. Cette limite extrême s'était trouvée dans un échantillon de petits pois apporté

(1) Voir plus haut, pages 17 et 18.

par le public, tandis que dans les échantillons saisis par les commissaires de police, la proportion n'avait pas dépassé 36 milligrammes dans des haricots flageolets, 128 dans des haricots verts et 49 dans des petits pois. Les différences ainsi constatées pouvaient s'expliquer soit par le degré de maturité des légumes, soit par la différence d'épaisseur de leur enveloppe extérieure, qui leur permet de fixer une plus ou moins grande quantité de métal sous forme de léguminate ou de laque.

En tout cas, et en tenant compte des chiffres extrêmes fournis par les analyses dont nous venons de faire connaître les résultats, il ne peut plus être permis de penser ni de dire qu'il ne serait matériellement pas possible d'incorporer aux légumes préparés avec le cuivre une proportion de ce métal de beaucoup supérieure à celle qui est strictement nécessaire pour en opérer le reverdissage dans de bonnes conditions. Cette proportion, strictement nécessaire, ayant toujours été annoncée comme ne devant pas être de plus de 16 à 20 milligrammes par kilogramme, on voit qu'elle est habituellement dépassée, puisque la moyenne courante atteint souvent près de 200 milligrammes, oscillant entre 175 et 195 milligrammes. La proportion peut être même encore beaucoup plus forte puisque, dans l'analyse de MM. Chatin et Personne, elle est allée jusqu'à 270 milligrammes.

Il a été dit aussi que, si la proportion de 16 à 18 milligrammes de cuivre pour 1 kilogramme de conserve se trouvait tant soit peu dépassée, les légumes ainsi préparés ne pourraient être livrés à la consommation, car la présence du cuivre se révélerait aussitôt par un goût styptique insupportable. C'est encore une assertion à laquelle votre rapporteur ne peut pas plus souscrire aujourd'hui qu'au mois d'avril 1881, car il lui est arrivé plusieurs fois de manger lui-même et de faire manger, à des personnes non prévenues, des conserves de légumes contenant de 180 à 270 milligrammes de cuivre sans qu'on leur ait trouvé ce goût particulier et spécialement désagréable qui, avec une proportion relativement aussi considérable de cuivre, aurait dû permettre de reconnaître ou tout au moins de faire soupçonner la présence de ce métal.

Deux points restent donc parfaitement avérés et établis de la façon la plus péremptoire : le premier c'est que si la proportion, parfaitement inoffensive, de 16 à 20 milligrammes de cuivre par kilogramme de conserve est suffisante pour assurer la couleur verte des légumes, cette quantité est souvent et le plus habituellement dépassée, en pratique, dans une proportion très considérable; le second c'est que les légumes ainsi préparés sont susceptibles de s'incorporer une quantité de cuivre qui pourra se trouver suffisante pour altérer la santé du consommateur (1) sans qu'il soit possible à ce dernier d'être prévenu, soit par l'aspect, soit par le goût, du danger auquel il s'expose.

Ce sont ces considérations dont on ne saurait méconnaître ni même diminuer l'importance qui ont motivé en 1881 la décision de la Commission puis celle du Comité. Aussi, quoique la plupart de ses membres reconnaissent l'innocuité du cuivre, aux doses auxquelles il se trouve habituellement dans les conserves de légumes, la majorité, vivement impressionnée par les écarts que nous venons de constater, pense que, dans certains cas exceptionnels, il pourrait devenir, sinon dangereux, au moins nuisible et, comme il n'est pas indispensable à la fabrication dont il s'agit, elle n'a pas voulu prendre sur elle de demander la levée de la prohibition qui pèse sur ce métal, jugeant plus sage et plus prudent de ne pas ouvrir la porte aux abus qui ne man-

(1) La Commission déclare n'être pas à même de déterminer quelle pourra être la quantité à partir de laquelle la présence du cuivre dans les conserves sera susceptible de les rendre nuisibles à la santé ; l'action malfaisante du métal ainsi incorporé dans les légumes pouvant varier suivant une foule de circonstances impossibles à déterminer théoriquement ; et la pratique n'ayant jamais, jusqu'à ce jour, permis de relever un seul accident de cette nature.

queraient pas de se produire, si l'on admettait même une certaine tolérance.

Ce qu'il fallait surtout éviter c'était, après avoir proscrit le cuivre avec trop de rigueur, d'en venir, par une réaction trop vive en sens contraire, à lui constituer une sorte de monopole, au détriment d'autres procédés capables de lutter avantageusement avec lui, et de laisser croire qu'on ne peut s'en passer, ce qui serait tout à fait contraire à la vérité, puisque, à un an de distance, M. Pasteur, après avoir, dans une première série d'analyses, trouvé du cuivre dans dix échantillons sur quatorze examinés, a constaté que sur une seconde série de vingt-cinq échantillons saisis, six seulement contenaient du cuivre, les dix-neuf autres en était complètement exempts.

V.

Une seule formule pouvait tout concilier, en offrant aux fabricants intéressés l'occasion de mettre le public à même de juger, en parfaite connaissance de cause, les produits qui lui seraient offerts; c'est celle qui a été adoptée à deux reprises différentes par le Conseil d'hygiène et de salubrité de la Seine, sur la proposition de M. Pasteur, et qui consisterait à imposer à chaque fabricant l'obligation de donner sur ses étiquettes, *en caractères suffisamment lisibles*, l'indication de la substance ajoutée aux légumes, pour en assurer la conservation (1). C'eût été, suivant.

(1) « L'administration n'en devrait pas moins proscrire le traitement des conserves alimentaires par les sels de cuivre. Qui dit petits pois, dit un produit naturel où le cuivre est absent. La tolérance ne pourrait jamais être admise qu'à la condition d'obliger le fabricant et le vendeur, à intituler leurs boîtes : Conserves de petits pois reverdis au cuivre. » (Rapport de M. Pasteur, 9 février 1877.)

nous, une façon honnête et morale de mettre le public en garde contre les inconvénients pouvant résulter de l'emploi de denrées ainsi préparées, tout en laissant à l'industrie et au commerce la plus grande liberté possible dans le choix des procédés à employer pour la préparation de ces produits.

Cette proposition a soulevé de nombreuses objections et en particulier celle qui consiste à dire qu'une tolérance ainsi établie équivaudrait à une véritable prohibition, car le public ne consentira jamais à acheter des conserves portant cette indication. Mais elle a été surtout repoussée parce qu'on a fait observer que, dans l'état actuel de notre législation, il n'est pas possible d'exiger des fabricants la mention demandée et que, si les pouvoirs publics le faisaient, les arrêtés qu'ils pourraient prendre, manqueraient absolument de sanction pénale.

Quoi qu'il en soit, la proposition a été reprise par un certain nombre de fabricants qui, ne s'inquiétant plus du préjudice dont auraient à souffrir leurs produits s'ils avertissaient le public qu'ils contiennent du cuivre, ont demandé à M. le Ministre l'autorisation de continuer à se servir de ce métal, à la seule condition d'en faire mention sur leurs étiquettes.

Cette demande a été formulée par la Chambre syndicale des fabricants de conserves alimentaires, siégeant à Paris, rue de Lancry, n° 10, avec l'appui de la Chambre syndicale des fabricants de conserves de la Bretagne et de la Vendée et du délégué des fabricants de Bordeaux (1).

On peut objecter qu'un engagement ainsi pris n'aurait qu'une valeur morale et, ne suffisant pas pour lier, même ceux qui y auraient souscrit d'avance, laisserait l'action publique aussi

---

(1) Les chambres de commerce de Paris et de Bordeaux ont également demandé la levée de la prohition, mais sans parler de la mention à faire sur l'étiquette.

complètement désarmée vis-à-vis d'eux que vis-à-vis des fabricants qui refuseraient de s'y soumettre.

Cependant cette objection perd singulièrement de sa valeur si l'on songe que l'addition du cuivre aux légumes de conserves peut être considérée, non seulement au point de vue hygiénique, comme pouvant rendre le produit nuisible à la santé, mais aussi au point de vue commercial, comme constituant une adultération de la marchandise, à laquelle on rend une coloration qu'elle ne doit pas avoir lorsqu'elle a été soumise aux procédés de conservation ; et que, par conséquent, elle constitue une fraude que l'autorité a le droit de réprimer et de poursuivre ?

Au surplus, si le Préfet de police a eu le droit de prescrire que, dans le ressort de sa juridiction « la margarine et les produits similaires mis en vente devront porter sur chaque morceau une étiquette contenant, en caractères suffisamment visibles, une indication conforme à la nature réelle du produit », et si le Comité a cru devoir, dans une de ses dernières séances, conseiller d'étendre cette mesure à tous les départements français, pourquoi donc le Gouvernement n'aurait-il ni le droit ni le pouvoir de prendre une mesure analogue en ce qui concerne les légumes reverdis au cuivre ?

V.

En admettant qu'il ne puisse le faire par voie de simple arrêté, il lui resterait encore la ressource de proposer au Parlement l'adoption d'une loi qui lui concéderait ce droit. S'il s'y décidait, il y aurait le plus grand avantage à ce que la loi à intervenir s'appliquât non pas seulement au cas particulier qui nous occupe, mais aussi à toutes les circonstances dans lesquelles l'industrie croit utile de faire entrer dans la préparation d'une substance alimentaire, solide ou liquide, un produit étranger qui ne figure pas naturellement dans sa composition ou d'augmenter notablement la proportion de ceux qui s'y trouvent naturellement, alors même que cette addition aurait seulement pour but, soit de rendre les produits ainsi traités plus faciles à conserver, soit même de les améliorer.

Il ne s'agirait donc pas seulement de préserver la santé publique contre les adultérations qui pourraient lui être nuisibles, mais aussi, et surtout, d'assurer la parfaite loyauté des transactions commerciales, en empêchant les fabricants de dénaturer d'une façon quelconque les produits alimentaires, même sous le prétexte de leur donner des qualités nouvelles, sans que le consommateur fut prévenu du changement introduit dans leur composition.

La loi, ainsi comprise, n'aurait pas à fixer, comme on l'a demandé, la limite maxima au delà de laquelle une substance déterminée pourrait devenir nuisible, et par conséquent devrait être absolument interdite, car cette limite, sauf pour les véritables poisons, est toujours très difficile, sinon impossible à établir. Il faudrait, si l'on voulait entrer dans cette voie, dresser un tableau dans lequel on donnerait les chiffres relatifs à chaque substance, et ce serait au législateur à décider si un tel tableau, qui serait toujours forcément incomplet, devrait être annexé à la loi en question.

On comprend, en effet, que cette loi *de tolérance*, ne pourrait, en aucun cas et à aucun titre, être applicable aux substances foncièrement et absolument nuisibles comme le sont le plomb, l'arsenic, le mercure, etc., qui doivent être toujours et énergiquement proscrites, mais seulement à celles sur la nocuité desquelles il est permis d'élever des doutes comme cela a lieu par le cuivre, dans le cas qui nous occupe.

On ne peut, en effet, à son sujet, poser cette alternative : s'il est nuisible, on doit le proscrire ; s'il ne l'est pas, il faut le tolérer sans réserve, car nous avons établi précédemment que, s'il n'est pas habituellement nuisible, il peut cependant le devenir, exceptionnellement, dans certaines circonstances, qui, sans autoriser une proscription aussi absolue que celle des véritables poisons, justifient cependant une certaine méfiance. Cette méfiance serait, il nous semble, suffisamment éveillée par l'indication de l'étiquette.

Mais, dira-t-on, les magistrats se trouveront fort embarrassés lorsqu'il s'agira de poursuivre et de condamner les individus qui, malgré les prescriptions de la loi demandée, auront introduit dans leurs denrées alimentaires du cuivre ou tout corps aussi peu nuisible à la santé, sans en faire mention sur leurs étiquettes ; et ce que nous avons dit de l'innocuité, au moins relative, de ces substances, suffira pour arrêter l'action de la justice.

C'est une erreur profonde : la loi à intervenir fixant la pénalité applicable à chacune de ses infractions, les magistrats ne pourront plus, comme ils se sont crus autorisés à le faire sous l'empire de la législation actuelle, s'arroger arbitrairement le droit de rechercher si la substance ajoutée aux denrées alimentaires est, par sa nature ou sa quantité, susceptible de compromettre la santé des consommateurs. Le fait seul de la constatation de cette addition, sans qu'il en soit fait mention sur l'étiquette, devant suffire pour entraîner une condamnation au moins égale à celle qu'on n'hésite pas à prononcer contre ceux qui ajoutent simplement de l'eau à leur vin ou à leur lait.

Quant aux accidents qui pourront se produire, il n'est pas nécessaire qu'ils soient visés par la loi en projet, car ils tomberont fatalement sous le coup du droit commun. Si un fabricant, alors même que ses étiquettes indiqueraient la présence du cuivre dans ses conserves, en a laissé introduire une assez grande proportion pour nuire à la santé des consommateurs, il sera poursuivi et condamné au même titre que le pharmacien dans l'officine duquel on aurait délivré 50 centigrammes d'émétique, par exemple, au lieu de 5, ou de la strychine au lieu de santonine.

Au surplus, nous n'avons pas besoin de nous prononcer sur les difficultés de détail que le législateur devra résoudre. Il nous suffit de les lui avoir signalées pour qu'il y porte son attention, et comme il ne nous appartient pas d'empiéter sur ses attributions, nous nous maintenons dans le rôle qui nous est dévolu, en disant à M. le Ministre :

Cette loi est utile ; elle sauvegarde tous les intérêts, aussi bien ceux de la santé publique et de l'hygiène que ceux du commerce et de l'industrie ; il est désirable qu'elle soit mise dès à présent à l'étude pour être présentée, dans le plus court délai possible, aux délibérations du Parlement.

VI.

Comme complément, pour ainsi dire indispensable de cette loi, il y aurait lieu d'exiger que l'étiquette donnât, avec la mention des substances ajoutées aux denrées alimentaires, la date de l'année pendant laquelle les conserves ont été préparées. C'est ce que nous avions déjà demandé dans le passage suivant de notre rapport du mois d'avril 1881 :

« Pour permettre de juger, en parfaite connaissance de cause, cette question de l'efficacité comparative des procédés de conservation, il serait à désirer que chaque boîte de conserve portât le millésime de l'année de sa préparation. Ce serait là une mesure excellente que nous croyons pouvoir nous permettre de recommander en passant. »

Ce vœu que nous avions émis si timidement, a été repris et formulé en termes beaucoup plus précis par le Conseil d'hygiène et de salubrité d'Alger, dans une délibération que M. le Ministre a transmise au Comité, avec demande d'avis. Nous ne pouvons que donner un avis favorable, car, si perfectionnés que soient les procédés dont on peut faire usage pour préparer les conserves alimentaires, il n'est pas possible d'arriver à une conservation indéfinie. Dès lors, le public peut être singulièrement trompé s'il achète, dans une boîte hermétiquement close, une denrée qui y est enfermée depuis plusieurs années et qui, au moment de l'ouverture, se trouve être complètement avariée. Cela n'est pas rare, sutout en ce qui concerne les conserves de viandes et de poissons.

Il est vrai que si la mesure est adoptée, les acheteurs délaisseront les produits de date ancienne pour donner la préférence aux plus nouveaux, et les fabricants ne manqueront pas de se récrier encore une fois et d'accuser le Comité de vouloir nuire à l'industrie nationale, en les mettant dans l'obligation de se débarrasser, à des conditions moins avantageuses, de leur stock de marchandises anciennes et souvent avariées. Mais il n'est pas douteux que le consommateur y gagnera de toutes les façons, et cela seul importe au Gouvernement, gardien vigilant de tout ce qui intéresse le bien-être et la santé des populations.

VII.

En résumé :

1° On peut donner aux conserves de légumes la couleur verte, recherchée des consommateurs, quoiqu'elle n'ajoute rien à leurs qualités alimentaires, sans qu'il soit indispensable d'employer les sels de cuivre pour leur préparation.

2° La quantité de cuivre strictement nécessaire pour obtenir une coloration suffisante est tellement minime qu'elle ne peut causer ni un danger, ni même un simple dommage pour la santé des consommateurs.

3° Mais si, par un accident, par une inadvertence, par un vice ou une erreur de fabrication, on dépasse notablement cette quantité, il peut en résulter des troubles sérieux, quoique tout à fait passagers, dans la santé des individus qui feront usage de légumes ainsi préparés. Et le Comité a pensé jusqu'à présent, que la possibilité de semblables accidents est suffisante pour justifier le maintien de la prohibition qui pèse sur l'emploi des sels de cuivre.

4° Il reconnaît cependant que le public pourrait être suffisamment mis à l'abri de semblables accidents, qui, du reste ne se sont encore jamais produits dans la pratique, s'il était possible de signaler à son attention les conserves reverdies au cuivre, en imposant aux fabricants l'obligation d'en faire mention, en caractères apparents, sur leurs étiquettes.

C'est pourquoi la Commission a l'honneur de proposer au Comité de répondre à M. le Ministre :

« Puisque la législation actuelle n'arme pas l'administration d'une autorité suffisante pour lui permettre d'exiger que les fabricants donnent sur leurs étiquettes la mention des substances ajoutées par eux aux conserves alimentaires, de quelque nature qu'elles soient, il y a lieu, aussi bien dans l'intérêt de l'hygiène et de la santé publique, que dans celui de la loyauté des transactions commerciales, de demander au Parlement une loi qui impose aux fabricants et aux vendeurs l'obligation absolue de donner cette indication sur leurs étiquettes, en y ajoutant la date de l'année pendant laquelle les conserves ont été préparées.

« Il n'y a pas lieu de lever la prohibition qui pèse sur le cuivre, avant la promulgation de cette loi ou de toute autre mesure analogue, qui permette d'obtenir le même résultat. »

Après la discussion à laquelle a donné lieu la lecture de ce rapport, le Comité a adopté la résolution suivante :

« Dans l'état actuel de la science, il n'est pas démontré que le « reverdissage des conserves par les sels de cuivre soit absolument « inoffensif, il n'y a donc pas lieu de lever la prohibition. »

Paris. — Typ. A. PARENT, rue Monsieur-le-Prince, 29-31.
A. DAVY, successeur.

www.ingramcontent.com/pod-product-compliance
Ingram Content Group UK Ltd.
Pitfield, Milton Keynes, MK11 3LW, UK
UKHW020453180726
13839UKWH00004B/1801

9 782329 430744